I0421675

Inhalt

Atemtechniken

Die Macht des Sauerstoffes

gezielt nutzen

Johanna Schenck

Wie du atmest, so lebst du!

Ein Zitat, welches man wörtlich nehmen kann. Denn nur wer ordentlich beginnt zu atmen kann Erkrankungen vorbeugen und ein gesundes Leben führen. Wir atmen die ganze Zeit, ohne uns dabei Gedanken machen zu müssen. Der Mensch hat gelernt automatisiert zu atmen. Es ist ein Instinkt, der immer wieder auftritt. Doch was passiert, wenn die Luft wegbleibt oder man bemerkt, dass man falsch atmet. Wissen Sie, ob Sie falsch atmen?

Haben Sie bemerkt, dass Ihnen beim Treppensteigen die Luft ausgeht? Oder bemerken Sie, dass Ihnen der Kopf des Öfteren Probleme bereitet? Dann kann es durchaus sein, dass Sie einfach falsch atmen.

Wir wollen Ihnen in diesem Buch vermitteln, wie wichtig die Atmung ist und wie umfassend Ihnen diese helfen kann. Wenn Sie lernen die Bauchatmung oder Brustatmung richtig auszuführen, dann werden

Sie nicht nur in einem besseren Gesundheitszustand sein, sondern auch Stress und Hektik werden von Ihnen abfallen. Angst, Panik und andere Situationen lassen sich durch die richtige Atmung beeinflussen. Kommen Sie mit uns auf die Reise durch die Atmung und erlenen Sie schnell und einfach, wie man am besten die Atemtechniken umsetzt und beibehält.

Stress, Angst, Panik – die dunklen Begleiter unseres Lebens

Jeder Mensch hat in seinem Leben unterschiedliche Verantwortungen zu tragen. Da ist die Verantwortung im Beruf, im eigenen Leben oder für die Familie. Diese Aufgaben können bei einem unausgeglichenen Leben sehr schnell zu einer Herausforderung werden. Findet der Körper keinen Ausgleich, kommt es zu Stress, Angst bis hin zu Panik.

Stress und Angst sind in Deutschland und auch in anderen Teilen der Welt mittlerweile zur Volkskrankheit geworden. Fast jeder von uns kennt die Situation, in der er vollkommen gestresst ist. Sei es der Stress auf der Arbeit oder der Stress im privaten Umfeld. Fakt ist, dieser Stress kann gesundheitliche Beeinträchtigungen hervorrufen. Das Gleiche gilt für die

Angst und die Panikattacken, die man mittlerweile bei sehr vielen Menschen feststellen kann.

In unserem Buch soll es nicht nur um die Identifizierung von Stress und Angst gehen, sondern auch um die Bewältigung dieser Aspekte mit der richtigen Atemtechnik. Wer sein Leben wieder in den Griff bekommen möchte und weniger Stress und Angst im Alltag will, der sollte mit der richtigen Atmung lernen, diese Faktoren zu beseitigen.

Die Schulmedizin und selbst die Wissenschaft haben sich mittlerweile auf diese Techniken berufen. Bevor wir jedoch auf die einzelnen Atemtechniken eingehen, möchten wir in diesem ersten Abschnitt identifizieren, ob Sie an Stress, Angst oder sogar an einer Panikattacke leiden.

Tauchen Sie nun mit uns gemeinsam in diese drei Faktoren ein und identifizieren Sie die dunklen Begleiter in Ihrem Leben. Haben wir diese erst herausgefunden, können wir Ihnen vermitteln, warum atmen so hilfreich sein kann und wie Sie mit der richtigen Atemtechnik diese drei Faktoren beseitigen.

Mein Leben ist stressig: Leiden Sie unter Stress?

Kennen Ihre Freunden oder Familie diesen Satz bereits von Ihnen, dann wird es an der Zeit zu identifizieren, ob Sie wirklich an Stress leiden. Das Wort Stress wird sehr häufig mit einem hektischen Lebensstil in Verbindung gebracht. Dabei zu unterscheiden sind jedoch der positive Stress und der negative Stress. Positiver Stress entsteht, wenn wir uns etwas vornehmen oder uns ein Ziel setzen und dieses auch erreichen. Denn in diesem Fall verspürt der Körper Glücksgefühle, welche den Körper in eine positive Stress-Situation bringen. Anders sieht es aus, wenn der Stress als negativ empfunden wird. Negativer Stress kann durch ganz unterschiedliche Aspekte entstehen. Berufliche Probleme ebenso wie unvorhersehbare Situationen im Privatleben können zu einer Art Stresssituation führen.

Definition Stress: *Stress wird durch äußere Reize hervorgerufen, die zu einer psychischen und körperlichen Anspannung führen. Wirkt sich dieser Zustand auf Dauer auf den Körper aus, kann dieser erkranken.*

Bevor wir beginnen den Stress mit der richtigen Atmung zu vermeiden und somit auch der Volkskrankheit Burnout aus dem Weg zu gehen, wollen wir ganz kurz erkennen, was Stress mit dem Körper macht. Stress kann von jedem Menschen anders empfunden werden. Der eine bewältigt Stress schneller als der andere. Es gibt jedoch bei jedem im Leben einen Punkt, an dem der Stress zu körperlichen Beschwerden führt.

Vor allem schwerwiegende Lebensereignisse können bei Menschen Stresssymptome auslösen. Man nennt diese auch psychosoziale Stressfaktoren.
Dazu gehören Zeitmangel, Termindruck, Lärm, Geldmangel – aber auch große Verantwortung. Men-

schen, die in Schichten arbeiten, können ebenso unter Stress leiden. Geht es um die typischen Stressreaktionen im Körper, sind diese auf vielfältigste Weise zu identifizieren. Wir möchten an dieser Stelle einige typische Stressreaktionen anführen, die vornehmlich bei Erwachsenen zu erkennen sind.

Stress wirkt sich auf das Gehirn aus. Der Abbau von Gehirnmasse ist wissenschaftlich bewiesen, aber auch Einschränkungen auf emotionaler Ebene und Durchblutungsstörungen im Gehirn können bei Dauerstress entstehen. Im Rahmen der Gefühle lassen sich noch andere Reaktionen feststellen. In Folge von Stress können Traurigkeit, Verlustangst und andere Ängste verspürt werden.

Betroffene leiden unter Müdigkeit, Hilflosigkeit, Taubheit und sogar Hoffnungslosigkeit. Eine Depression ist in diesem Fall nicht mehr auszuschließen.

Körperlich sorgt Stress ebenfalls zu verschiedensten Reaktionen. Dazu gehören Übelkeit, Schwitzen, Enge in der Kehle und der Brust, Übersensibilität, Atemnot und Muskelschwäche. Aber auch verspannte Muskeln und Mangel an Energie sind als Anzeichen zu erkennen. Wer regelmäßig an Magen-Darm-Problemen leidet, wird ebenfalls ein Opfer von Stress sein. Selbst Haarausfall und ein schlechtes Hautbild lassen sich auf zu viel Stress zurückführen. Das Verhalten von Personen, die unter regelmäßigem Stress leiden, verändert sich ebenfalls, denn eine verminderte Kreativität ebenso wie Schlafstörungen und Appetitlosigkeit sind zu erkennen. Aber auch Geistesabwesenheit und sozialer Rückzug sind häufig Anzeichen für übermäßigen Stress.

Um den Stress, welchen Sie eventuell sogar bereits an sich erkannt haben, zu vermeiden, können Sie mit der richtigen Atemtechnik beginnen. Wir möchten Ihnen in den nachfolgenden Abschnitten erklären, wie Sie mit bestimmten Atemtechniken Stress in Sekunden abbauen können.

Angst ist mein stetiger Begleiter: Erkennen Sie die Angst

Die Angst ist ein Grundgefühl, welches wir bereits im Kindesalter verspüren. Vor allem bei bedrohlich empfundenen Situationen sorgt die Angst für Besorgnis und somit auch für äußerste Vorsicht. Als die Menschen noch in der Steinzeit lebten, war Angst ein wichtiger Aspekt, um zu überleben. Denn nur so konnten gefährliche Situationen genauer betrachtet werden. Das Spektrum der Angst ist heute jedoch wesentlich umfangreicher.

Die Angst wird als Oberbegriff für eine Vielzahl von Gefühlsregungen verwendet. Sie kann also in unterschiedlichen Erscheinungsformen auftreten und ganz unterschiedliche Funktionen besitzen.

Rein von der Evolutionsgeschichte aus hat die Angst vor allem einen blockierenden Effekt. Denn sie sorgte dafür, dass man sich von gefährlichen Situationen ferngehalten hat. Auch heute noch hat ein Mensch dieses Grundbedürfnis. Wird aus der Angst jedoch eine Angststörung, dann kann es zu gesundheitlichen Problemen kommen. Wer regelmäßig unter Angst leidet und eine übertriebene Angstreaktion besitzt, wird seinem Körper auf lange Sicht in eine gefährliche gesundheitliche Situation bringen. Zu unterscheiden sind es zwei Formen der Angst.

Die diffuse unspezifische Angst tritt spontan und frei auf. Einen klaren Auslöser für diese Angstsituation gibt es nicht. Eine weitere Form sind die Phobien, die hingegen einen konkreten Bezug auf etwas haben. Wer beispielsweise Angst vor engen Räumen oder vor Spinnen hat, kann eine Phobie entwickeln. Das bedeutet, man hat vor einer bestimmten Situation oder einem bestimmten Tier Angst.

Wer unter einer starken Angst leidet, kann unterschiedliche Symptome an seinem Körper feststellen. Dazu gehören das Herzrasen oder auch das schnelle Herzklopfen. Ebenfalls zu verspüren sind Schweißausbrüche und fein- oder grobschlägiges Zittern. Auch Mundtrockenheit kann ein Anzeichen dafür sein. Selbst Atemnot, Kurzatmigkeit und das Gefühl, zu ersticken, sind Anzeichen der Angst. Dass diese Reaktionen auf lange Sicht für den Körper schädlich sein können, brauchen wir sicherlich nicht weiter erklären.

Die Angststörung kann als Krankheit anerkannt werden. Betroffene leiden sehr häufig nicht nur unter Herzrasen, sondern auch unter Unlust, Atemnot, Schlafstörungen und Albträumen. Auf lange Sicht hat das nicht nur Auswirkungen auf den Körper, denn er gerät ständig in Stress, sondern auch auf die Seele. Menschen, die unter stetiger Angst leiden, ziehen sich aus der Gesellschaft zurück und vereinsamen.

Wenn Sie selbst diese Symptome an sich feststellen, können Sie mit der richtigen Atemtechnik die Angst besiegen. Dadurch haben Sie die Möglichkeit wieder an dem sozialen Umfeld teilzuhaben.

Wenn die Panik das Leben zerstört: Habe ich Panikattacken?

Die Panik ist ein Zustand intensiver Angst, die zu einer lebensbedrohlichen Situation führen kann. Wer unter sogenannten Panikattacken leidet, wird das Herzrasen und die unspezifische Angst kennen. Angst und Panik sind zwei Aspekte, die miteinander verbunden sind. Wer unter Panikattacken leidet, wird auch die intensive Angst sehr gut kennen.

Eine Panikattacke ist etwas, was nicht nur den Körper sehr stark belastet, sondern auch die Psyche. Es gibt unterschiedliche Formen der Panik, die bis zur Panikstörung führen können. Für einen Außenstehenden ist es schwer zu begreifen, warum der Mensch unter Panikattacken leidet, denn er reagiert und agiert auf eine vollkommen irrationale Weise. Wer unter Panik leidet, wird körperliche Symptome wie Herzrasen, Schweißausbrüche und Atemnot kennen. Einen bestimmten Grund, dass diese Symptome auftreten, gibt es nicht. Zu einer Panikattacke kann es kommen, wenn die Angst als unangemessen zur jeweiligen Situation steht. Von einer solchen Attacke spricht man aber auch, wenn die Angstreaktion über sehr lange Zeit anhält. Menschen, die keine Möglichkeit haben ihre Angst eigens zu beeinflussen, leiden sehr häufig unter sogenannten Panikattacken. Dabei sendet der Körper Reaktionen und Hormone aus, die dem Menschen eine bedrohliche Situation vermitteln. Die Ursachen einer solchen Panikattacke können sehr unterschiedlich sein. Psychologisch gesehen zeigt die Angst sich durch Schwindel, Atemnot und Engegefühl. Aber auch motorisch lässt sie verschiedene Reaktionen im Körper auftreten. Dazu gehören Muskelanspannung, Unruhe und eine unsichere Stimme.

Sprechen wir in diesem Fall von einer Panikattacke, verbinden wir damit mit Herzklopfen, Schwindel, Zittern, Atemnot und Schweißausbrüche, welche zu Empfindungsstörungen führen. Der Betroffene hat das Gefühl, dass um ihn herum plötzlich alles ganz fremd wirkt und eine Angst in ihm aufsteigt. Panikattacken treten zumeist vollkommen unerwartet und plötzlich auf. Der Betroffene hat keine Möglichkeit sich selbst auf diese Attacken vorzubereiten und möchte der Situation entfliehen.

Zusammenfassung:

Stress, Angst und Panikattacken sind drei Reaktionen im Körper, die zu dem gleichen Ergebnis führen. Wer unter Stress leidet, wird irgendwann Angst und auch Panik verspüren. Denn der Körper befindet sich in einer Ausnahmesituation, die er anders nicht bewältigen kann. Sowohl Stress als auch Angst und Panik führen zu gesundheitlichen Problemen, die man als Erwachsener nur schwer zu identifizieren weiß. Wer regelmäßig unter Stress leidet oder eine unspezifische Angst oder Panik verspürt, wird körperliche Reaktionen an sich feststellen. Meistens kommt es zu Schweißausbrüchen, Magen-Darm-Problemen, Herzrasen und auch Atemnot. In diesem Fall sollte man ganz schnell handeln.

Wenn auch Sie diese Reaktionen an sich feststellen, dann sollten Sie beginnen sich selbst zu analysieren. Überlegen Sie einmal, wo Sie Stress empfinden, wo in Ihnen eine Angst aufkommt oder sogar eine Panik.

Nutzen Sie diese Möglichkeiten, um mit der richtigen Atemtechnik Angst, Panikattacken und Stress zu bewältigen.

Checklisten Angst/Panik und Stress

Wir möchten Ihnen an dieser Stelle eine kleine Checkliste mit an die Hand geben. Schauen Sie sich die Punkte genau an und streichen Sie diese ab oder notieren Sie sich diese. Anhand der Punkte erkennen Sie, ob Sie unter Stress, Angst oder Panik leiden.

Wenn Sie unter den nachfolgenden Symptomen leiden, dann können Sie von einer Angststörung, Panikattacke oder einer Stresssituation ausgehen.

Stress:

- ➢ Herzklopfen
- ➢ Magen-/Darmprobleme
- ➢ Gereiztheit
- ➢ Nervosität
- ➢ Unruhe
- ➢ Schlafstörungen
- ➢ Schweißausbrüche

Angststörungen:

- ➢ Unruhe
- ➢ Panik
- ➢ Herzklopfen
- ➢ Angst, ohnmächtig zu werden
- ➢ Schweißhände

Panikattacken:

- ➤ Unerfindliche Angst
- ➤ Panik, die das Denken und Handeln über-nimmt
- ➤ Herz-Kreislaufprobleme
- ➤ Nasse Hände
- ➤ Starkes Schwitzen
- ➤ Schwindel
- ➤ Nervosität
- ➤ Der Wunsch nach Flucht

Warum Atmen hilfreich sein kann?

Wir atmen, um zu leben. Das ist eine Aussage, die wir nicht mehr erklären müssen, denn das Atmen ist uns ganz einfach angeboren. Wir tun es, ohne darüber nachzudenken. Wenn wir lernen das Atmen bewusst zu steuern, kann ein Atemzug Körper und Geist heilen. Mit der richtigen Atmung haben wir die Möglichkeit unseren Körper, unseren Geist und unsere Gedanken zu steuern. Schon früh erkannten die Medizin und auch die Wissenschaft, wie wichtig es ist, die richtige Atemtechnik einzusetzen.

Im normalen Alltag atmen Menschen 10 bis 20 Mal pro Minute ein und wieder aus. Beginnen wir diese Atmung zu entschleunigen, dann entschleunigen wir auch unseren Geist und unseren Körper. Der Stresslevel sinkt automatisch.

Die Atmung ist natürlich etwas vollkommen Automatisiertes. Unsere Lungenbläschen füllen sich mit Luft und sorgen dafür, dass wir die Möglichkeit haben Sauerstoff aufzunehmen. In unserem Organismus sorgt das wiederum für verschiedene Prozesse. Der Mensch hat sich angewöhnt, viel zu flach zu atmen, weshalb er die Möglichkeit verlernt hat, bewusst die Atmung für seine Gesundheit zu nutzen.

Wir möchten nun in diesem Abschnitt erklären, warum die Atmung so wichtig ist. Tiefe und kontrollierte Atemzüge, die dank der Atemtechniken umgesetzt werden, können im Körper wahre Wunder bewirken, denn es wird eine verbesserte Sauerstoffversorgung im Körper gewährleistet, wodurch die Durchblutung im Körper optimiert wird.

Das sorgt automatisch für mehr Energie und Ausdauer. Somit kann die richtige Atmung nicht nur im Sport- Bereich sehr viele positive Aspekte hervorrufen, sondern auch im Alltag. Atmet man zu flach, senkt man seine eigene Produktivität. Das Gleiche lässt sich natürlich auch bei Angst und Stress umsetzen. Im Grunde ist es ein Teufelskreis. Fühlen wir uns am Morgen schwach und ausgelaugt, dann sinkt automatisch durch eine schlechte Atmung die Produktivität, wodurch wir in Stress geraten, weil wir nicht mehr alle Aufgaben schaffen, die wir uns vorgenommen haben.

Mit der richtigen Atmung kann man jedoch die Produktivität anheben und dafür sorgen, dass Stress und somit auch Angst und Panik vermindert werden. Somit ist die Atmung ein effektives Hilfsmittel. Regelmäßig kontrollierte Atemzüge sorgen dafür, dass unser Gehirn zur Entspannung angeregt wird. Somit wird die Produktion des Stresshormons Cortisol reduziert.

Mit der richtigen Atmung kann man also nicht nur seinen Geist befreien, sondern auch seinem Körper einen gesunden Zustand vermitteln. Damit Sie wissen, was genau eigentlich bei einer Atmung passiert, haben wir uns das Ganze etwas näher angesehen.

Wenn der Körper atmet

Die Atmung wird natürlich durch die Lunge gewährleistet. Das Ein- und das Ausatmen sind zwei automatische Prozesse im Körper, die ganz allgemein als Atmung bezeichnet werden. Das zuständige Organ dafür ist die Lunge. Die elementare Funktion einer Lunge ist der Gasaustausch, der im Körper sicherzustellen ist.

Die Lunge hat die Aufgabe, das Blut und damit auch den gesamten Organismus mit Sauerstoff zu versorgen und Kohlendioxid aus dem Körper zu leiten. Beim Einatmen strömt Luft durch Mund oder Nase in den Körper. Zu unterscheiden gibt sind also die Nasenatmung und die Mundatmung.

Wesentlich gesünder ist für den Körper die Nasenatmung, denn durch diese wird die Luft durch Härchen und Schleimhäute in der Nase bereits gereinigt. Angefeuchtet und vorgewärmt wird die Luft direkt an

Lunge weitergegeben. Über den Rachen gelangt dann die Luft an die Bronchien bis hin zu den sogenannten Lungenbläschen. In diesen Lungenbläschen findet der eigentliche Gasaustausch statt.

Der Sauerstoff, welcher in der Atemluft enthalten ist, wird ins Blut über den Lungenkreislauf abgegeben. In den Zellen des Körpers wird dann der Sauerstoff in den verschiedenen Stoffwechselvorgängen verbraucht. Dabei entsteht Kohlendioxid, welches als Abfallprodukt aus dem Körper geleitet werden muss. Beim Ausatmen gelangt also das Kohlendioxid über das Blut und dann anschließend über die Lunge wieder nach draußen.

Wenn man die Atmung etwas mehr im Detail betrachtet, sieht man, dass die Atemmechanik mit mehreren Muskulaturen verbunden ist. Die gesamte Atemmechanik ist ein sehr komplexes Zusammenspiel aus Muskeln im Oberkörper, die sowohl beim

Ein- als auch beim Ausatmen beteiligt sind. Beim Luftholen wird die sogenannte Unterdruckatmung gewährleistet. Ähnlich wie bei einer Saugpumpe wird dabei die Luft in die Lunge gesaugt, anstatt sie hineinzupressen. Unterscheiden lassen sich die beiden Atmungsmechaniken – die Brust- und die Bauchatmung – nur anhand der verschiedenen Muskelgruppen, welche dabei benötigt werden. Um einatmen zu können, muss die Lunge des Menschen sich ausdehnen. Dafür sind im Brustkorb verschiedene Muskeln verantwortlich. Dazu gehören der Zwischenrippenmuskel und die Atemhilfsmuskulatur.

Durch dieses Zusammenspiel hebt sich der Brustkorb bei der Brustatmung an. Im gleichen Moment zieht sich das Zwerchfell, welches auch als Atemmuskel beschrieben wird, zusammen. Dadurch wird der Lunge mehr Platz ermöglicht.

Mit diesem Wissen hat man die Möglichkeit, seine Atmung spezifisch auf seine Körpersituation anzupassen. Man kann dadurch verschiedene Vorteile im Körper erwirken, die wiederum Stress abbauen, Glücksgefühle zulassen und die Leistungsfähigkeit steigern.

Was sind Atemtechniken?

Kommen wir nun zum Kern des Buches. Wenn es darum geht, die Atemtechnik umzusetzen, sollte man natürlich wissen, was eine Atemtechnik überhaupt ist. Deswegen wollen wir in diesem Abschnitt nur kurz die Definition Atemtechnik anbringen. Atemtechniken lassen sich bei ganz unterschiedlichen Erkrankungen, aber auch Stresssituationen, verwenden. Die Wissenschaft hat herausgefunden, dass rund 80 % der Menschen eine falsche Atmung besitzen. Dadurch können gesundheitliche Probleme entstehen. Spricht man von der Gesundheit, sollte man berücksichtigen, dass nicht nur die richtige Atemtechnik einen Einfluss auf die Gesundheit hat, sondern auch die Qualität der Luft.

Zur Atemtechnik im Allgemeinen gibt es keine genaue Definition. Trotzdem möchten wir eine Erklärung versuchen. Bei der reinen Atemtechnik geht es um eine spezielle Technik, die das Einatmen und Ausatmen kontrolliert.

Anzuwenden sind solche Techniken nicht nur zur Stressbewältigung und zur besseren Sauerstoffversorgung, sondern auch bei verschiedenen Lungenerkrankungen. Patienten, die an Asthma leiden, lernen frühzeitig mit der richtigen Atemtechnik die Sauerstoffkonzentration im Blut zu erhöhen. Dadurch hat man die Möglichkeit, nicht nur die Gesundheit zu stabilisieren, sondern auch die Psyche. Wer beispielsweise nur die Brustatmung anwendet, führt dem Körper dadurch weniger Sauerstoff zu.

Das wiederum sorgt dafür, dass eine schnelle Atmung gewährleistet ist. Bei körperlicher Anstrengung beispielsweise atmet der Mensch vorwiegend durch den Mund anstatt durch die Nase.

Dadurch wird die Atmung durch die eingeatmete Luft zusätzlich erschwert. Nur wenn man durch die Nase atmet, hat man die Möglichkeit, die Luft vorzeitig zu reinigen.

Im Wesentlichen hat die Atmung die Aufgabe, Sauerstoff in unseren Körper zu bringen. Diesen Sauerstoff benötigt unser Körper, um sich schneller zu bewegen, mehr Leistung abzurufen und Stress zu bewältigen. Auch wer regelmäßig Angst hat, sollte lernen die Atemfrequenz zu kontrollieren.

Was bewirken die Atemtechniken?

Nun haben wir schon sehr viele Worte über die Atmung und richtige Atemtechnik verloren. Wollen wir nun aber endlich auf die Vorteile einer Atemtechnik zu sprechen kommen. Wir möchten uns in diesem Abschnitt noch nicht spezifisch auf die einzelnen Atemtechniken konzentrieren, sondern Ihnen vorrangig aufzeigen, welche Möglichkeiten Sie haben.

Die Anwendungsgebiete von Atemtechniken sind sehr umfangreich. Sie werden nicht nur in der allgemeinen Medizin genutzt, sondern auch in der Physiotherapie. Somit können Atemtechniken also individuell zum Einsatz kommen. Bevor wir auf die Vorteile der Atemtechnik eingehen, möchten wir ganz kurz erklären, in welchem Rahmen diese Atemtechniken anzuwenden sind.

Die Anwendungsgebiete von Atemtechniken sind in erster Linie zur gesundheitlichen Kontrolle des eigenen Körpers. Das bedeutet aber auch, dass solche Techniken bei gesundheitlichen Problemen zum Einsatz kommen. Einige dieser Anwendungsgebiete haben wir bereits beschrieben.

Dabei geht es vor allem um die Stressbewältigung, die Bewältigung von Angst und Panik. Aber auch bei Atemwegserkrankungen lassen sich Atemtechniken hervorragend anwenden. Gerade wenn Atembeschwerden entstehen, können Atemtechniken dafür sorgen, dass der Körper mit ausreichend Sauerstoff versorgt wird. Mit zu den bekanntesten Erkrankungen, bei denen Atemtechniken anzuwenden sind, gehören Asthma bronchiale und chronisch obstruktive Lungenerkrankungen, die auch als COPD beschrieben werden.

Bei beiden Erkrankungen sind die Atemwege verengt und in bestimmten Situationen kann es zu Atemnot kommen. Mit der richtigen Atemtechnik kann man

die Atemmuskulatur entspannen und somit eine bes-
sere Atmung gewährleisten.

Atemtechnik vs. Atemtherapie

Wir möchten an dieser Stelle noch einen kleinen Unterschied anmerken. Häufig verwechselt man die Atemtechnik mit der Atemtherapie. Die Atemtherapie ist eine klinische Therapieform, die insbesondere bei der Erkrankung der Lunge und des Stimmapparates verwendet wird.

Die Atemtechnik ist etwas, was wirklich jeder zu Hause oder auch unterwegs durchführen kann. Bei der Atemtherapie hingegen muss man sich in behandelnde Hände geben, welche eine klinische Atemtherapie veranlassen. Anwenden sind diese Therapien vor allem bei einer Erkrankung der Lunge, des Stimmapparats oder bei prophylaktischen Aspekten. Das Ziel einer solchen Atemtherapie ist es, die Stabilisierung des bronchialen Systems zu gewährleisten und den Transport sowie die Lösung von Sekret in der Lunge zu ermöglichen. Als Nebeneffekt der

Atemtherapie wird des Öfteren sogar die Steigerung der Leistungsfähigkeit berücksichtigt. Auch eine Fehlatmung kann in diesem Fall schnell behoben werden.

Welche Folgen hat eine Fehlatmung?

Als Fehlatmung wird die sogenannte Atemstörung beschrieben. Eine Atemstörung ist ein mühsames Ausatmen und Einatmen, welches zur Atemnot und zur Störung der Atmung führen kann. In den meisten Fällen wird eine Atemstörung durch Ängste, Panikattacken oder auch psychische Belastungen hervorgerufen. Dazu lässt sich auch die Erkrankung Depression anführen. Es gibt verschiedene Formen der Fehlatmung und natürlich verschiedene Symptome.

Wir möchten nun nicht nur auf dieses Thema eingehen, es allerdings auch nicht auslassen, denn häufig leiden Menschen unter Fehlatmungen, wodurch es zu negativen Beeinträchtigungen kommen kann.

Die Ursachen einer Fehlatmung sind sehr individuell. Neben falschen Atemzügen lassen sich auch Lungenerkrankungen und psychische Belastungen anführen.

Wer unter sehr viel Stress und Panik leidet, wird sehr schnell eine Fehlatmung übernehmen. Aber auch bei schwerwiegenden Erkrankungen wie Asthma oder chronischer Bronchitis kann eine Fehlatmung einsetzen. Die Formen der Fehlatmung sind recht spezifisch. Neben der reinen Brustatmung lässt sich auch die Hochatmung und Schulteratmung erkennen.

Die sogenannte Atmung „Bauch rein und Brust raus" lässt sich ebenfalls fehlerhaft bei vielen Menschen verdeutlichen. Aber auch eine reine Bauchatmung kann zu einem falschen Atemrhythmus führen.

Bei der reinen Brustatmung arbeitet nicht der gesamte Atemapparat, sondern vorwiegend die Zwischenrippenmuskulatur. Sie zählt mit zur Atemhilfsmuskulatur, ersetzt jedoch nicht den Hauptmuskel. Das Zwerchfell, welches als Hauptmuskel geschrieben wird, arbeitet bei dieser Atmung nur eingeschränkt. Das hat wiederum die Folge, dass nur ein mittleres Drittel der Lunge wirklich mit Luft befüllt wird. Folge dieser Atmung können Angstgefühl und Panik sein.

Die Hochatmung und Schulteratmung sind mit die schlechtesten und ineffizientesten Atmungen, die ein Mensch nur haben kann. Bei dieser Form der Atmung wird der Körper nämlich extrem angestrengt und braucht unglaublich viel Energie.

Die Lunge hingegen wird jedoch nicht ausreichend mit Luft gefüllt. Bei einer Hochatmung bewegt der betroffene Patient beim Einatmen fast nur den oberen Teil des Brustkorbs. Dabei dehnt sich der Brustkorb jedoch nicht vollständig aus.

Der Brustkorb hingegen zieht sich Richtung Schulter hoch, wodurch es zu einer Schulteratmung kommen kann. So können Nackenverspannungen und -schmerzen entstehen. Diese Form der Fehlatmung kann außerdem unter anderem zu einem starken

Engegefühl in der Brust führen, zu Atemnot und Kurzatmigkeit.

Hinweis: *Die Kurzatmigkeit erkennt man an den schnellen und flachen Atemzügen.*

Eine weitere falsche Atmung, die sehr viele Menschen als normal empfinden, ist die Atmung „Bauch rein, Brust raus". Der Grund für diese Fehlatmung ist häufig ein Schönheitsideal, welches das Schlanksein gewährleistet.

Denn wer seinen Bauch einzieht und die Brust herausstreckt, wirkt automatisch schlanker. Ist der Bauch ständig eingezogen, wird der Brustkorb nur noch wenig in Bewegung gebracht.

Das sorgt für eine ständige Unterversorgung des Körpers. Es kann unter anderem zu Kopfschmerzen und Migräne führen.

Das genaue Gegenteil ist die reine Bauchatmung. In diesem Fall atmet der Betroffene ausschließlich in den Bauch hinein, anstatt die Atemmuskulatur richtig zu verwenden.

Bei einer reinen Bauchatmung bewegt sich tatsächlich nur der Bauch und nicht der Brustkorb. Auch das kann zu einem verminderten Atemvolumen führen. Ein Engegefühl am Brustkorb kann die Folge sein.

Die Fehlatmung führt außerdem dazu, dass der Körper nicht mehr mit ausreichend Sauerstoff versorgt werden kann, wodurch es zu einer erheblichen Einschränkung im Blutfluss kommen kann.

Das wiederum sorgt für dickflüssiges Blut, was sich schnell auf die Gesundheit auswirken kann.

Die Bedeutung der richtigen Atmung ist also unverkennbar. Wir wollen nun noch auf die Vorteile einge-

hen und Ihnen den Weg zur passenden Atmung aufzeigen.

Welche Vorteile bietet die richtige Atemtechnik?

„Der Atem schenkt Lebensenergie!"

Kommen wir nun also zu den Vorteilen, auf die Sie sicherlich schon gespannt warten. Welche Vorteile kann eine ordentliche und richtige Atmung für den Menschen haben? Eine ganze Menge, wenn man sich der Bedeutung der Fehlatmung bewusst wird. Reflektieren wir gerade noch einmal die wichtigsten Aspekte aus den davor gelesenen Abschnitten. Was haben wir an dieser Stelle bereits über die Atmung erfahren können?

Die richtige Atmung hat viele Vorteile. Sie kann als Stresskiller verwendet werden oder als gesundheitsfördernde Maßnahme. Somit kann die richtige und gesunde Atmung sich nicht nur auf einen besseren

Sauerstoffgehalt im Körper konzentrieren. Fassen wir es grob zusammen, bevor wir ins Detail gehen. Die richtige Atmung kann:

- Stress bewältigen
- Atemwegserkrankungen lindern
- Angst und Panikattacken vermeiden
- mehr Konzentration bieten
- mehr Leistung bieten
- Sauerstoffkonzentration im Körper erhöhen
- Kopfschmerzen mindern
- Herz-Kreislaufprobleme bewältigen
- Die Verdauung fördern
- Eine gesündere Lunge bewirken
- usw.

Man merkt also schon, mit der richtigen Atmung kann man im Körper so einiges bewältigen. Zum Thema Sport und Atmung kommen wir später noch einmal. Doch nun wollen wir die Vorteile genauer betrachten.

Mit der richtigen Atmung kann man also die Gesundheit fördern und gleichzeitig die Konzentration. Dadurch haben Sie als Anwender die Chance, Ihren Körper entsprechend zu optimieren. Durch eine langsame und gezielte Atmung beruhigen Sie den Körper und beginnen sich konzentriert auf ihr Innerstes zu fokussieren. Sie werden bei einer langsamen Atmung feststellen, dass sich Ihr Körper und spezifisch Ihre Lunge mit mehr Sauerstoff füllt, wodurch Sie ein besseres Gefühl bekommen.

Wichtig ist: Der Atem passt sich für gewöhnlich den Umständen an. Das heißt, also, wenn Sie beginnen sich hektisch zu bewegen oder Angst zu verspüren, werden sich der Atem und die Frequenz beschleunigen. Das wiederum kann zu schnelleren Atemzügen führen, wodurch der Körper nicht mehr ausreichend Sauerstoff aufnehmen kann.

Beim Sport hingegen ist es vollkommen normal, dass der Körper schneller atmet. Er kompensiert damit den schnelleren Verbrauch von Sauerstoff. Dadurch beginnt der Körper den Abtransport von Kohlendioxid.

Zusammenfassend kann man an dieser Stelle festhalten, dass die passende Atmung dafür sorgt den Gesundheitszustand aufrechtzuerhalten und den Körper mit Energie und Sauerstoff zu versorgen. Bei einer schlechten Atmung, die zu schnell oder oberflächlich stattfindet, kann es zu gesundheitlichen Problemen und sogar Schmerzen kommen.

Die Vorteile einer gesunden Atmung sind unumstritten. Sie sorgt nicht nur für mehr Leistung, sondern es werden alle Organe und auch das Gehirn besser versorgt.

Atemtechniken: Diese Techniken kann jeder erlernen

Um die Atemtechniken zu verstehen, muss man die VIER ATEMPHASEN kennen. Die Atmung ist eine körperliche Funktion, die nicht einfach eingestellt werden kann. Man geht als Mensch davon aus, dass die Atmung einfach von alleine verläuft. Im Normalfall ist das auch so. Doch durch Fehlhaltungen und negative Einflüsse haben wir Menschen es uns angewöhnt falsch zu atmen. Das führt zu negativen Erfahrungen. Diese zu überwinden, ist im Grunde einfach, wenn man die Atemtechnik kennt. Bevor wir darauf eingehen, hier die vier Phasen:

- Einatmen
- Pause Atemfüllung
- Ausatmen
- Pause Atemleerung

Diese vier Phasen sollten eine angemessene Länge haben. Ist das nicht mehr der Fall, dann hat man eine schlechte Atmung zu verzeichnen. Atemtechniken haben eines gemein, diese vier beschriebenen Phasen.

Die 7 Atemtechniken: Für Anfänger und Fortgeschrittene

Es gibt eine ganze Reihe an Atemtechniken, die man in seiner eigenen Alltagssituation anwenden kann. Wir wollen 7 einfache Techniken vorstellen, die sich individuell anwenden lassen.

1. **Gleiches Atmen:** Bei dieser Technik geht es vor allem um das gleichbleibende Atmen. Dabei inhaliert man in vier gleichmäßigen Atemzügen die Luft. Das Einatmen erfolgt durch die Nase. In vier Atemzügen kann das Ausatmen gewährleistet werden. Dieses erfolgt durch den Mund. Überlastungen werden dabei gemindert und die Auffassungsgabe wird erhöht. Genutzt werden kann es an jedem Ort. Wer diese Technik über längere Zeit durchführt, kann es auch mit mehr Zügen versu-

chen. Hinweis: Einschlafprobleme lassen sich damit auch beheben.

2. **Klassische Bauchatmung:** Wir haben beschrieben, dass die Bauchatmung nicht sonderlich gut ist. Trotzdem kann sie in bestimmten Situationen helfen. Dazu geht man wie folgt vor: Die rechte Hand wird auf die Brust gelegt und die linke Hand auf den Bauch. Nun heißt es tief einatmen und die Lunge mit Luft füllen. Dafür verwendet man die Nasenatmung. Das Ziel ist es, die Atmung so konzentriert durchzuführen, dass man sechs bis zehn Atemzüge pro Minute schafft. Diese Übung senkt den Blutdruck.

3. **Abwechselndes Atmen:** Mit dem rechten Daumen hält man sich das rechte Nasenloch zu. Nun bitte einmal tief durch das linke Einatmen und beim Höhepunkt der Inhalation ein-

fach das linke Nasenloch mit dem Ringfinger verschließen. Nun durch das rechte wieder ausatmen. Mit dieser Atmung kann man mehr Konzentration erfahren und sich schneller und gezielt fokussieren.

4. **Entspannung fortgeschritten:** Bei dieser Atemtechnik muss man die Augen schließen. Nun richtet man seine Gedanken auf das Einatmen und Ausatmen. Zusätzlich sollte man sich auf das Anspannen und Entspannen der Muskeln konzentrieren. Man beginnt mit den Füßen. Die Konzentration liegt auf den Muskeln. Nach den Füßen folgen diese Körperbereiche: Knie, Oberschenkel, Gesäß, Brust, Arme, Nacken, Kiefer, Augen. Dabei müssen tiefe und langsame Atemzüge stattfinden. Das sorgt für Entspannung in allen Körperbereichen.

5. **Erleuchtender Atem:** Um den Tag zu erleuchten und damit zu verbessern, muss man nicht viel machen. Man beginnt mit einem langen Atemzug, gefolgt von einem schnellen und sehr kräftigen Ausatmen. Dieses sollte aus dem unteren Bauch kommen. Damit hat man die Möglichkeit, schwere Gedanken loszulassen und neue Energie zu tanken.

6. **Sichtbares Atmen:** Bei dieser Atemtechnik müssen Sie nur tief einatmen und ausatmen. Während man tief einatmet, sind die Gedanken auf etwas Positives und Sinnvolles zu richten. Diese Technik dient auch in einer Therapie dazu sich besser zu fühlen und die Gedanken positiv auszurichten.

7. **Entspannter Atem:** Der Rücken sollte gerade ausgerichtet sein. Die Zungenspitze ist hinter die oberen Zähne zu pressen. Die Lippen bitte nach vorne schieben und durch den Mund mit der Zunge an den Zähnen tief einatmen. Aus dem Mund langsam wieder ausatmen.

Bonus: Heilendes Atmen: Es ist eine sehr einfache Atemübung, die man auch schnell unterwegs anwenden kann. Dabei ist vor allem auf das Verhältnis zu achten. Dieses sollte zwischen Einatmen und Ausatmen im Gleichgewicht sein. Das heißt ein langer Atemzug zum Einatmen, gefolgt von 4 Mal Ausatmen und zwei Mal einatmen.

Geht es nun um das Atmen in bestimmten Situationen, wollen wir Ihnen ebenfalls ein paar Beispiele mit auf den Weg geben.

Stressreduktion durch Atmung

Die Reduktion von Stress kann natürlich ebenfalls mit der Atmung optimiert werden. Wer unter stetigem Stress leidet, wird sehr schnell die Konsequenzen tragen müssen.

Diese sind natürlich sehr umfangreich, wenn man auch körperliche Beschwerden betrachtet. Wie kann man nun aber mit der Atmung den Stress reduzieren? Dazu nutzt man eine sehr einfache Übung, die sich entspannter Atmen nennt. Einfach den oberen Abschnitt dazu nochmals durchlesen. Es geht aber auch anders.

Dazu nutzt man mehrere tiefe Atemzüge. Wer lange und intensiv durch die Nase einatmen kann, der wird bemerken, wie die Energie durch ihn hindurchfließt. Anschließend sollten Sie die Luft kurz in der Lunge lassen, bevor Sie beginnen langsam wieder auszuatmen. Nutzen Sie dabei die Mundatmung. Wiederholen Sie diese Methode mehrfach und Sie werden schnell eine Stressreduktion bemerken.

Atmung bei Angst und Panik

Wer Angst oder Panik verspürt, neigt dazu schneller und unkontrollierter zu atmen. Dadurch entsteht eine Stressreaktion im Körper. Die Sinne werden geschärft und man beginnt sich unwohl zu fühlen. Auch diesen Situationen können Sie mit der passenden Atmung aus dem Wege gehen.

Normalerweise atmet ein Mensch 8 bis 12 Mal die Minute. Wenn man Angst oder Panik verspürt, wird die Atmung zusätzlich beschleunigt. Das führt wiederum dazu, dass man sich komisch fühlt und der Puls nach oben schießt.

Achten Sie in einer solchen Situation darauf konzentriert langsamer zu atmen. Genießen Sie Ihre Atemzüge und kontrollieren Sie diese. Setzen Sie beim Ausatmen die Lippenbremse ein. Bei der Lippenbremse werden die Lippen nur leicht geöffnet, sodass die Luft durch die fast geschlossenen Lippen entweichen kann.

Atmung beim Sport

Die Atmung beim Sport ist im Grunde sehr wichtig, denn nur so kann mehr Leistung und Konzentration entstehen. Beim Sport sollt man auf die Bauchatmung setzen. Diese ist wesentlich angenehmer und besser als die Brustatmung.

Das Atmen sollte also aus dem Bauch und nicht aus der Brust stammen. Bei der Bauchatmung hat man den entscheidenden Vorteil, dass man besser das Lungenvolumen ausreizen kann. Dadurch bekommt der Körper gerade beim Sport mehr Sauerstoff und auch mehr Leistung. Kohlendioxid wird außerdem besser abtransportiert.

Atmung für mehr Leistung

Wenn es um mehr Leistung geht, dann sollte man besonders auf die richtige Atmung setzen. Im Sport ist es wichtig tiefe Atemzüge zu machen. Nur so kann der Körper ausreichend Sauerstoff aufnehmen und diesen in die entsprechende Energie umwandeln. Man spricht in dem Fall auch von der Vollatmung. Dabei wird die Lunge zur vollständigen Elastizität genutzt. Hört sich im ersten Moment sehr anstrengend an, kann aber sehr hilfreich sein. Tiefe und lange Atemzüge durch die Nase sind zu empfehlen, kurze Atempause, bevor man wieder ausatmet.

Hinweis: Risiken gibt es keine, egal welche Atemübung man selbst durchführen möchte. Man sollte aber immer auf den eigenen Körper hören, damit man auch wirklich den Weg zur perfekten Atmung nutzen kann.

Die Atemmuskulatur stärken: Das unterstützt die richtige Atmung

Wer eine gesunde Atmung will, der sollte seine Atemmuskulatur stärken. Der Mensch macht rund 20.000 Atemzyklen am Tag. Das heißt wiederum der Muskel wird stark angeregt. Die Atmungsmuskulatur ist die einzige, die Tag und Nacht arbeitet. Deswegen möchten wir an dieser Stelle auf die Stärkung eingehen.

Damit die Muskulatur gestärkt werden kann, muss sie wie im Normalfall auch angeregt und beansprucht werden. Das heißt man beginnt die Atmung immer wieder zu trainieren. Atmen Sie verstärkt, dann trainieren Sie auch die Muskulatur dahinter.

Achten Sie aber darauf, dass Ihre CO_2-Konzentration nicht ansteigt, denn das kann zu Schwindel führen. Durch die Rückatmung wird die CO_2-Konzentration konstant gehalten. Wichtig ist, dass Sie dazu ein Atmungsbeutel brauchen, den Sie beim Ausatmen immer wieder mit frischer Luft füllen. Solche Beutel können Sie bei Fachärzten bekommen. Mittlerweile kann man solche Geräte auch digital bekommen, die eine CO_2-Überdosis vermeiden. Trainieren Sie mit einem solchen Gerät, können Sie die Muskulatur stärken und sich schneller und besser in die Atmung einfinden.

Pranayama- die yogischen Atemübungen

Yoga ist in den vergangen Jahren immer wieder zu einer Trendsportart herangewachsen. Anfangs noch belächelt, scheint die Sportart nun echte Fans zu haben. Kein Wunder, denn immer mehr Menschen finden heraus, dass Yoga nicht nur gut aussehen kann. Besonders unterschätzt wurden die Atemübungen aus diesem Bereich. Bekannt als Pranayama, sorgt diese Atemübung zur Rückführung der normalen Atmung. Also genau diese Atmung, die Menschen verlernt haben. Mit Pranayama kann man nicht nur viele Vorteile erzielen, sondern auch ein gesundes Lungenvolumen fördern. Wer mehr über diese Atmung wissen möchte, ist in diesem Abschnitt genau richtig.

Die Pranayama-Atmung soll also dabei helfen, die natürliche Atmung wieder zu finden und sie beizubehalten. Prana heißt Energie und Ayama heißt Kontrolle. Mithilfe dieser Übungen lernt man die Atmung und damit auch die Energien zu kontrollieren und somit zu einer gesünderen Atmung zu finden.

Wer sich bis heute mit Yoga, Lebensenergien und anderen Aspekten noch nicht befasst hat, für den klingt das alles etwas eigenartig. Doch die verschiedenen Pranayama-Übungen helfen dabei, die Konzentration bei sich selbst zu finden und auch seine Atmung zu finden und kontrollieren.

Warum hat Pranayama eine so intensive Wirkung?

Atmung und Konzentration sind zwei Aspekt in der heutigen Gesellschaft, die sich nur schwer vereinen lassen. Die Wirkung dieser Übungen erklären sich einfach durch das konzentrierte Atmen und Agieren. Angesprochen wird das Nervensystem, darunter besonders der Sympathikus und der Parasympathikus.

Die Atemübungen aus dem Yoga beziehen sich auf ausgleichende und beruhigende Atemzüge und aktivierende-anregende. Bei den ausgleichenden Atemübungen wird der Fokus vor allem auf das Ausatmen gelegt. Bei den aktivierenden Atemzügen auf das Einatmen. Wie bereits beschrieben kann man mit mehr Sauerstoff im Körper gleichzeitig auch mehr Energie erhalten. Geht es nach der Pranayama Lehre, dann ist das Atmen ein Kommunikationsmittel zwischen Geist und Körper.

Die Anleitung zur Pranayama

Um Pranayama zu erlernen, muss man Zeit und vor allem Ruhe mitbringen. Es gibt verschiedene Techniken, welche wir an dieser Stelle gerne benennen würden. Für Anfänger eigenen sich vor allem die hier benannten Techniken:

1. **Ujjayi:** Diese Atmung wird auch als ozeanische beschrieben, denn sie erzeugt in der Kehle ein leichtes Rauschen. Diese Atemübung ist für Menschen, die Yoga probieren wollen, mit die wichtigste. Deswegen sollte man sie auch beim Pranayama beherrschen. Bei dieser Übung sollten Sie sich am Anfang vorstellen, sie würden einen Spiegel anhauchen. Dabei bleibt der Mund allerdings geschlossen. Versuchen kann man diese Übung zuerst beim Ausatmen und dann beim Einatmen. Je intensiver man diese Atmung durchführt, desto entspannter wird man.

2. **Anuloma Viloma:** Diese Wechselatmung wirkt sehr harmonisierend. Bei dieser Atmung wird durch das eine Nasenloch eingeatmet und durch das andere wieder aus. Somit werden beiden Gehirnhälften energetisch stimuliert.

3. **Bhastrika:** Diese Atmung wirkt sehr stark aktivierend. Aktiv gesteuert wird bei dieser Atmung das Ausatmen, in dem man die Bauchdecke einzieht. Das Gleiche gilt auch beim Einatmen, denn auch hier wird die Atmung mit der Bauchdecke aktiviert. In einem schnellen Rhythmus kann man so die Lebensgeister mit der Atmung aktivieren.

4. **Sitali:** Im Sommer ist diese Atmung der Retter, weil sie stark kühlend wirkt. Ist die Energie gerade mal eben auf Abwegen, dann kann man sich direkt mit dieser Atmung konzentrieren. Bei dieser Atmung muss man jedoch die Fähigkeit besitzen, die Zunge zu einer Rol-

le (sieht aus wie ein Rohr) zu formen. Mit einem Zischlaut kann man nun über den Mund einatmen und über die Nase wieder ausatmen. Aber Achtung: Nicht jeder Mensch ist in der Lage seine Zunge zu rollen.

Hinweis: Wer sich mehr mit dem Thema befassen will, der wird auf unterschiedliche Begriffe stoßen. Dabei geht es vor allem um Begriffe aus dem Yoga. Puraka steht für das Einatmen und Rechaka für das Ausatmen. Kumbhaka bedeutet Luftanhalten.

Atemanleitungen: Das Praxisbuch für alle Nutzer

Das richtige Atmen kann nicht nur die Gesundheit verbessern, sondern auch die Konzentration. Dadurch erlernt man auch in schwierigen Situationen die Nerven zu behalten. Besonders wichtig erscheint das im Beruflichen. Wir wollen Ihnen nun das richtige Atmen mit der Atemanleitung vermitteln. So lernen Sie gezielt sich zu konzentrieren, Stress abzubauen und den richtigen Weg einzuschlagen.

Bekommt der Körper zu wenig Sauerstoff, weil eine schlechte Atmung vorliegt, dann kann das schwere Folgen haben. Das Gehirn wird nicht mehr ordentlich durchblutet und die Konzentration schwindet. Aber auch die Energie im Körper kann zu einer Mangelware werden, wenn das Atmen nicht richtig klappt.

Wenn Organe und Gewebe nicht ausreichend mit Sauerstoff versorgt werden, dann kann es schnell zu einer Schädigung im ganzen Körper kommen. Beispielsweise zu einem verminderten Zellstoffwechsel, welcher die Immunabwehr heruntersetzt.

Richtig Luft holen will gelernt sein

Wenn es um das richtige Luftholen geht, dann muss man einiges beachten. Tiefes Durchatmen hilft dabei, den Körper mit Sauerstoff zu versorgen und gleichzeitig die Schadstoffe abzutransportieren. Das richtige Atmen kann den Körper heilen, das wissen Mediziner seit vielen Jahrhunderten. Man geht in diesem Falle von einem kontrollieren Atmen aus.

So atmen Sie richtig:

- Setzen Sie sich gerade hin.
- Holen Sie tief durch die Nase Luft.
- Halten Sie die Luft wenige Sekunden an.
- Atmen Sie durch den Mund aus.

Mit dieser sehr einfachen Technik können Sie nicht nur den Körper ausreichend versorgen, sondern Stress mindern. Achten Sie darauf rund 6 Atemzüge pro Minute zu machen, um einen positiven Effekt zu erhalten.

4 wichtige Atemübungen, die jeder kennen muss

Wir möchten Sie nun mit in das Training entführen, welches Ihnen beim Atmen helfen soll. Dazu beziehen wir uns auf 4 wichtige Trainingsübungen, die man unbedingt kennen und berücksichtigen muss.

1. **Atemübung Zunge:** Die Zunge beeinflusst das Zwerchfell oder auch anders herum. Diese Übung ist besonders gut in der Öffentlichkeit anzuwenden. Dazu müssen Sie nicht viel machen. Spitzen Sie die Zunge, am besten mit geschlossenem Mund. Dazu drücken Sie die Zunge an die Zähne und an den Gaumen. Atmen Sie nun bewusst und sehr langsam durch die Nase ein und auch wieder aus. Nach wenigen Atemzügen senkt sich Ihr Stresslevel und Sie werden eine beruhigende Wirkung spüren.

2. **Atemübung Atmung lenken:** Setzen Sie sich für diese Übung auf einen Stuhl. Lehnen Sie den Rücken an die Lehne. Atmen Sie nun ruhig ein und aus und konzentrieren Sie sich auf die Atemzüge. Achten Sie darauf, bewusst in den Bauch zu atmen und nicht nur in die Lunge. Sie können auch zwischen der Brustatmung und der Bauchatmung wechseln.

3. **Atemübung langsames Ausatmen:** Bei dieser Übung stellen Sie sich bitte aufrecht hin. Stellen Sie die Füße schulterbreit auseinander. Beginnen Sie bei der Übung damit, lange und ruhige Atemzüge zu nehmen. Achten Sie auf die Nasenatmung. Das Ausatmen erfolgt durch den Mund. Holen Sie für 5 Sekunden Luft und atmen Sie auch für 5 Sekunden wieder aus. Das Einatmen muss so lange dauern wie das Ausatmen. Verdoppeln Sie die Zeit nach und nach.

4. **Atemübung Atemzüge zählen:** Mit dieser Übung wird das gleichmäßige Atmen berücksichtigt. Stellen Sie sich entspannt hin. Nun beginnen Sie langsam einzuatmen und zählen dabei die Sekunden. Beim Ausatmen machen Sie dasselbe. Versuchen Sie die Atmung anzupassen. Sie sollten zum Einatmen so lange wie zum Ausatmen benötigen. Diese einfache Methode sorgt dafür, dass Sie sich in Sekunden entspannen können.

Tipp: Atmung bei Schlafstörungen: Wer unter Schlafstörungen leidet, sollte mit der passenden Atmung schnell seine Ruhe auch im Schlaf finden können. Dazu sind entspannende Atmungen wichtig. Am besten Sie versuchen die hier beschriebenen Übungen im Bett. Achten Sie auf eine gerade Rückenposition und beginnen Sie damit, langsam einzuatmen und wieder auszuatmen. Zählen Sie dabei die Sekunden und versetzen Sie sich so in Ruhe.

Schnelle Tipps zum perfekten Atemrhythmus

Abschließend wollen wir Ihnen noch einige wichtige Tipps mit auf den Weg geben. Diese können Ihnen bei der Etablierung Ihrer Atmung helfen. Ob sportlich oder privat, die Atmung ist ein wichtiger Bestandteil des Lebens.

Im Ruhezustand sollte der Körper nicht mehr als 12 Atemzüge benötigen. Benötigen Sie mehr, dann sollten Sie die Atmung kontrollieren. Die Mehrheit der Menschen atmet flach und damit falsch. Deswegen sollten Sie nun beginnen die Atmung zu prüfen.

- Tipp 1: Kontrollieren Sie sich selbst. Achten Sie darauf, wie Sie atmen. Was macht Ihr Körper und wie reagiert er?

- Tipp 2: Nehmen Sie eine aufrechte Haltung ein, wenn Sie besser atmen wollen.

- Tipp 3: Befinden Sie sich gerade im Stress oder in einer anderen Situation? Atmen Sie beruhigend und gleichmäßig.

- Tipp 4: Beginnen Sie jeden Tag mit einem tiefen Atemzug.

Schlussendlich wollen wir Ihnen ans Herz legen, die Brustatmung und auch die Bauchatmung genauer zu betrachten.

Zusammenfassung

Die richtige Atmung kann eine ganze Menge bewirken. Neben einer guten Gesundheit spielt sie vor allem beim Sport und der Sauerstoffsättigung eine Rolle. Deswegen sollten auch Sie beginnen sich endlich mit der passenden Atmung im Leben zu zeigen. Natürlich ist es nicht sonderlich einfach, eine gesunde und ausgewogene Atmung zu erzielen, denn grundlegend haben wir Menschen uns eine falsche Atmung angewöhnt, wodurch wir natürlich auch Nachteile in unserem Leben willkommen heißen. Um diese zu beseitigen, kann eine optimale Atmung angestrebt werden.

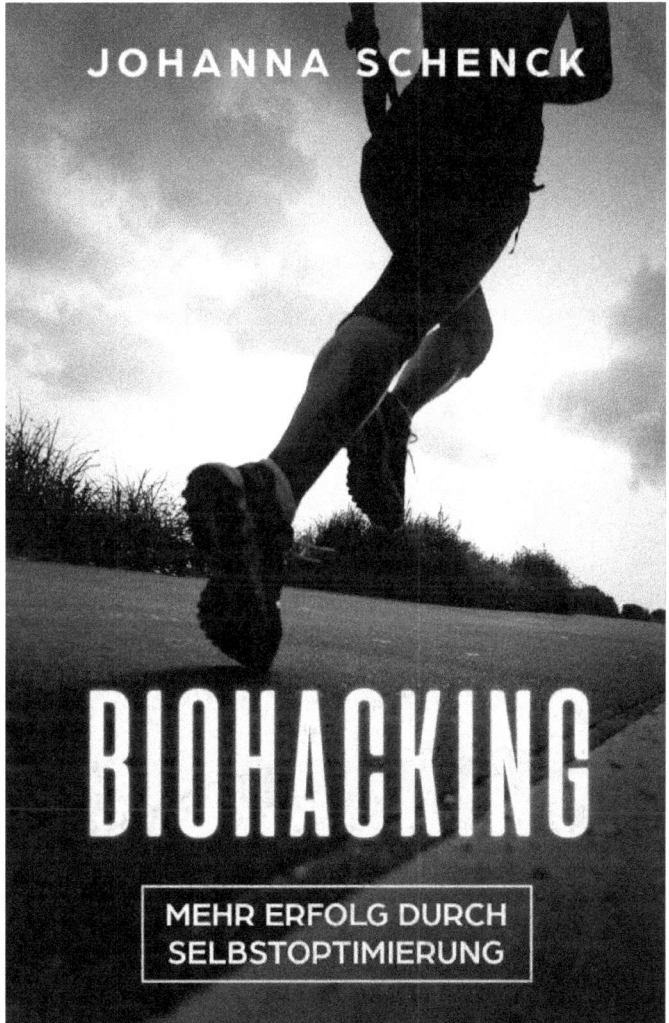

Selbstoptimierung - ein Thema welchem man immer wieder begegnet, aber nur sehr selten durchführt. Sich selber zu optimieren fällt den meisten unter uns schwer. Wir sind Individuen und von unseren Gefühlen sowie Talenten geprägt. **Jeder Mensch hat eine andere Denkweise, jeder lernt anders und jeder kann sich unterschiedlich stark motivieren oder disziplinieren.**

Verstehen wir unsere eigene Biologie, können wir erstaunliches leisten. Ist das Verständnis für den Körper, seine Abläufe und die damit verbunden Konzepte vorhanden, sind wir in der Lage etwas **nahezu Übernatürliches zu erschaffen.**

ISBN: **1074803345**

©Johanna Schenck 2019

1. Auflage

Alle Rechte vorbehalten

Nachdruck, auch auszugsweise, verboten.

Kein Teil dieses Werkes darf ohne schriftliche Genehmigung des Autors in

irgendeiner Form reproduziert, vervielfältigt oder verbreitet werden.

Kontakt: Michael Stoiber / Otterbachstr. 33 / 85301 Schweitenkirchen

Fotos: depositphotos.com

Das Werk einschließlich aller seiner Teile ist urheberrechtlich geschützt. Jede

Verwertung ist ohne schriftliche Zustimmung des Autors unzulässig. Darunter

fallen auch alle Formen der elektronischen Verarbeitung.

Die Wiedergabe von Gebrauchsnamen, Handelsnamen, Warenbezeichnungen

usw. in diesem Werk berechtigt auch ohne besondere Kennzeichnung nicht zu

der Annahme, dass solche Namen im Sinne der Warenzeichen- und Marken-

schutz-Gesetzgebung als frei zu betrachten wären und daher von jedermann

benutzt werden dürfen.

Der Autor übernimmt keinerlei Gewähr für die Aktualität, Korrektheit, Vollstän-

digkeit oder Qualität der bereitgestellten Informationen und weiterer Informa-

tionen.

Haftungsansprüche gegen den Autor, welche sich auf Schäden materieller oder

ideeller Art beziehen, die durch die Nutzung oder Nichtnutzung der dargebote-

nen Informationen bzw. durch die Nutzung fehlerhafter und unvollständiger

Informationen verursacht wurden, sind grundsätzlich ausgeschlossen.

www.ingramcontent.com/pod-product-compliance
Lightning Source LLC
Chambersburg PA
CBHW070434290526
45791CB00005B/1977